APPEL AUX AMIS DE L'HUNANITÉ.

APPEL

AUX AMIS

DE L'HUMANITÉ,

SUR L'EMPLOI D'UN REMÈDE QUI PEUT ÊTRE CONSIDÉRÉ COMME
L'ANTIDOTE ET LE CONTRE-POISON DU CHOLÉRA, ET DONT
L'EFFICACITÉ EST CONSTATÉE PAR VINGT-TROIS GUÉ-
RISONS OBTENUES A MARSEILLE, ET UN BEAU-
COUP PLUS GRAND NOMBRE ENCORE A AIX
DURANT LES FUNESTES ÉPIDÉMIES DE
1835 ET 1837.

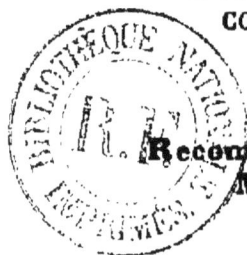

Recommandé à MM. les Médecins, les Curés, les
Maires et autres personnes charitables.

PAR L.-J.-M. ROBERT,

Ancien médecin du Lazareth de Marseille, en retraite, Doyen de l'Académie de Marseille,
Professeur honoraire de l'école de Médecine de la même ville, Médecin ordinaire de S. M.
le roi Charles IV, Médecin consultant de S. A. I. la princesse Pauline, sœur de Napoléon,
et de la reine douairière de Suède, Chevalier des ordres royaux de l'Étoile polaire de Suède,
et de Charles III d'Espagne, etc.

A DIGNE,

CHEZ REPOS, ÉDITEUR, IMPRIMEUR-LIBRAIRE, COURS DES ARÈS, 5.

A AIX,

CHEZ M. AUBIN, IMPRIMEUR-LIBRAIRE.

A MARSEILLE,

CHEZ Mme CAMOIN, RUE CANEBIÈRE.

1849.

INTRODUCTION.

Je lègue à mes chers compatriotes les habitants de
Sainte-Tulle et des Basses-Alpes, le fruit de cinquante-
six ans d'études et d'observations recueillies dans ma
pratique médicale, à laquelle se rattachent trente-deux
ans de service sanitaire, au Lazareth de Marseille, où
j'ai eu à traiter peste, fièvre jaune, typhus et choléra,
ces fléaux pestilentiels que la rage seule d'un génie
infernal a pu déverser sur le genre humain. Au reste,
personne n'ignore que dans les violentes épidémies,
les médecins ont aussi leurs batailles de Marengo et
de Wagram à soutenir, et qu'au lieu de laurier, ils
ne cueillent bien souvent que la modeste feuille de
chêne, unie au triste cyprès. Quoiqu'il en soit, lorsque
les jours de mes destinées seront remplis, je m'esti-
merais heureux, si en descendant dans la tombe, ma
froide dépouille est couverte des bénédictions des victimes
que j'aurai pu arracher, Dieu aidant, aux ravages du fléau
pestilentiel qui, sorti du Gange, parcourt le monde et

répand un si grand deuil sur l'humanité, en bravant la puissance de l'art qui, jusqu'ici, s'est montré si impuissant. Mais si la méthode thérapeutique que je veux rendre populaire, peut avoir en 1849, le même succès qu'en 1835, j'aurai rendu un grand service à la science, et procuré confiance et sécurité aux malades, en leur donnant l'espoir d'une prochaine guérison, remède moral, bien souvent supérieur aux diverses formules pharmaceutiques, usitées en pareils cas, car, comme l'a dit le célèbre Van-Helmont : *Nam timor et contagio unum et idem est*, axiôme qu'il ne faut pas toujours prendre à la lettre, étant puissamment modifié par la confiance en Dieu, dont l'esprit vivificateur ranime les âmes timorées, et purifie, par le seul contact des cœurs embrasés du feu céleste de la charité, tout ce qu'il y a d'impur dans notre atmosphère cholérique.

APPEL

AUX AMIS

DE L'HUMANITÉ,

Sur l'emploi d'un remède qui doit être considéré comme l'anti-
dote ou le contre-poison du choléra, et dont l'efficacité est cons-
tatée par vingt-trois guérisons obtenues à Marseille, et par
un plus grand nombre encore à Aix, durant la funeste épidémie
cholérique qui a régné dans ces deux villes en 1835 et 1837.

Si l'état de civilisation où se trouve aujourd'hui l'Europe, et les
relations commerciales qui y sont si généralement répandues, ne per-
mettent plus de contenir dans son pays natal un fléau pestilentiel
tel que le choléra asiatique, ni de s'en garantir lorsque les pays
voisins sont infectés, il est du devoir de tous les médecins de réunir leurs efforts pour la découverte d'un remède propre à en neu-
traliser les horribles effets. Grâce à la Providence, ce remède est
trouvé, et il a déjà reçu la consécration solennelle de ses bienfaits.
  D'après les études que j'ai faites sur les maladies exotiques ré-
putées contagieuses ou d'une nature suspecte, en ma qualité de
médecin du Lazareth de Marseille, durant un service actif de trente-
deux ans, où j'ai eu à traiter quatre pestes, la fièvre jaune, le typhus
et le choléra, j'ai remarqué les liens d'une horrible fraternité entre
cette dernière maladie, et les trois précédentes ses congénères. Ins-
truit que Palloni, célèbre médecin du Lazareth de Livourne, ainsi
que je l'ai lu dans les archives de l'intendance sanitaire de Marseille,
avait employé avec le plus grand succès, les frictions mercurielles, et le mercure à l'intérieur dans le traitement de la peste,
de la fièvre jaune et du typhus, je voulus en faire l'essai dans celui du choléra. C'est à cette nouvelle méthode thérapeutique, que
l'épouse de M. le docteur Rampal dût son éclatante guérison,

les vingt premiers malades atteints à Marseille, ayant déjà tous succombé.

Le peu de guérisons obtenues jusqu'à ce jour, tant en France que dans les pays étrangers, ont démontré aux praticiens de bonne foi, que l'essence du choléra, inconnue dans sa nature, mais qui, par son affreuse léthalité appartient à la famille des ouragants pestilentiels, ne peut être combattue et vaincue que par un spécifique, à l'instar de ce qui a lieu dans la fièvre intermittente pernicieuse, dans l'empoisonnement par l'arsenic, le sublimé et le verdet, où le quinquina, le perhydrate de fer, l'albumine et le sucre sont des contre-poisons si efficaces.

L'expérience m'a prouvé que les guérisons, pour ainsi dire spontanées que l'on obtient par les frictions mercurielles à la dose de trente grammes, mêlées à quatre grammes cinabre, et répétées, ne donnent lieu à aucune réaction fébrile, à aucune crise par les sueurs, à aucune convalescence, tandis que celles qui sont l'effet des efforts de la nature, ou de l'heureuse influence du traitement adopté, ont des résultats tout contraires, et sont le plus souvent suivies de convalescences interminables. Un phénomène qui mérite encore de fixer l'attention des praticiens, c'est que, dans le choléra, les frictions mercurielles administrées à haute dose, n'ont jamais produit aucun symptôme de ptyalisme ou de salivation, ce qui prouve évidemment que le mercure n'agit pas par absorption puisque son effet, en calmant les crampes, est instantané, mais plutôt par un effet electro-magnétique, semblable à celui de l'aiguille, dans l'acapuncture. D'ailleurs, y eut-il quelque inconvénient passager dans l'emploi des frictions mercurielles, ce que l'expérience et la pratique démentent, pourrait-on néanmoins, dans un danger si éminent, où quelques heures d'horribles souffrances amènent la mort, ne pas s'empresser de frictionner, quand même !!!

J'ajouterai de plus, que les médecins éclairés n'ignorent pas que le mercure, à part son indication spéciale dans la maladie décrite par Fracastor, est employé depuis longtemps dans les phlegmasies des membranes séreuses, comme dans la fièvre puerpérale et l'hydrocéphale aigue des adultes et des enfants. On connaît de plus les effets de la médication hydrargyrique dans les éruptions varioleuses et dysentériques, et du sulfure de mercure (éthios-minéral) dans la fièvre typhoïde.

Fasse le ciel que dans une maladie où la médecine se montre si impuissante, les praticiens ne négligent ou ne dédaignent pas la thérapeutique qui a si bien réussi à quelques médecins de Marseille et d'Aix, en 1835 et 1837, pour combatre l'intoxication indocholérique; fléau qui jusqu'ici a résisté aux méthodes les plus rationnelles, mais que tout démontre ne pouvoir être détruit que par un spécifique. Les observations suivantes ne laissent aucun doute sur ce point; mais je dois faire connaître auparavant comment j'ai été conduit à administrer les frictions mercurielles dans le choléra, en désespoir des insuccès de toutes les formules usitées, et dont l'art n'a eu qu'à gémir.

« Ayant toujours considéré, dit Pallóni (1), les contagions comme
» des substances délétères spécifiques, qui introduisent dans le
» corps humain un principe particulier à chacune d'elles, tendant
» à s'assimiler les humeurs et les solides, et à détruire la vie avec
» plus ou moins de force ou d'intensité, je pensai qu'en appli-
» quant au corps humain, les moyens propres à combattre les
» contagions, au moment où les premiers accidents se manisfes-
» tent, on pourrait obtenir une cure directe par l'extinction du
» principe délétère, avant qu'il parvienne à décomposer nos fluides.
» Pour introduire cet élément vital destructeur des miasmes, j'ai
» cru qu'on pourrait y parvenir facilement en ayant recours aux
» acides en général, spécialement au nitrique ensuite au muriate
» suroxigéné de mercure, à tous les autres sels acides surtout aux
» mercuriels, parce que le mercure est par sa nature le véhicule qui pé-
» nètre le plus facilement dans les fièvres animales. Jusqu'à la fin de
» 1804, j'avais obtenu d'admirables effets, en employant, dans la
» fièvre jaune, de l'acide nitrique délayé dans l'eau. A l'époque de la
» fièvre petechide de 1817, je voulus soumettre à cette expérimen-
» tation un certain nombre d'individus qui en furent attaqués. Qua-
» tre-vingt furent séparés, dans l'hôpital; sur les uns, on adminis-
» tra de fortes frictions mercurielles, au premier moment que le
» mal se manifesta, et que les pétéchies parurent; on employa
» chez les autres, le muriate de mercure suroxigéné. Tous, à l'excep-
» tion d'un, guérirent dans la première période, et les pétéchies
» disparurent en peu de jours. J'ai fait usage de la même méthode
» dans la peste bubonique, lorsqu'elle s'est présentée dans notre la-
» zareth. Un homme arriva dans l'état le plus dangereux, avec dé-

(1) Archives de Livourne, numéro 4.

» lire, prostration des forces, semblable à un cadavre, ayant un
» bubon inguinal déjà ouvert et grangréné, et dont les compagnons
» étaient morts de peste en route. Bientôt on aperçut un favora-
» ble changement dans l'état du bubon, dans la physionomie et
» la fièvre du malade, au point d'exciter la plus grande surprise
» chez ceux qui en furent les témoins.

» Ce fait est encore confirmé par un office de la santé de Corfou,
» du 27 février 1827, qui informe le magistrat de santé de Li-
» vourne, que la peste s'étant manifestée dans la banque du pa-
» tron Onfrio Perdicari peu de jours après son départ de Navarin,
» où elle régnait, le capitaine était mort dans la traversée,
» ainsi que celui qui l'avait remplacé en arrivant à Cephalonie ; que
» trois des cinq matelots qui étaient à bord tombèrent malades
» en même temps. Le médecin du Lazareth, les ayant soumis à
» une forte friction de mercure, portée jusqu'à la salivation, ar-
» rêta le cours du mal : trois malades furent complètement guéris,
» les autres furent préservés du mal.

» Enfin, Palloni ajoute que dans les maladies rapidement mor-
» telles ; comme la peste et la fièvre jaune (auxqu'elles je puis
» joindre aujourd'hui le choléra), le plus sûr spécifique pour en
» arrêter les premiers effets, c'est l'administration à l'intérieur du
» muriate suroxigéné de mercure (1) et d'abondantes frictions
» mercurielles sur la peau ; et que le meilleur préservatif des per-
» sonnes qui doivent s'approcher des malades, est de réunir aux
» fumigations nitriques, une boisson de limonade nitrique, et de
» laver continuellement les mains dans l'eau chlorurée, ou avec
» la pommade mercurielle, comme avaient coutume de le faire
» ceux qui avaient soin des malades atteints de la peste ou de pé-
» téchies dans notre hôpital. »

On peut conclure, d'après ce qui précède, qu'en appliquant la
méthode de Palloni dans le traitement de la peste, de la fièvre
jaune et du typhus au choléra, lorsque les mille et mille formules
usitées ont été insuffisantes, j'ai rendu un grand service à l'humanité, et elle impose le devoir à tous les médecins d'en faire l'essai,
le salut du peuple étant la suprême loi.....

(1) De cinq centigrammes de sublimé et d'autant d'opium, on fait huit pilules, et on en
donne trois dans le jour.

Observations qui constatent l'efficacité des frictions mercurielles à haute dose dans le traitement du choléra. (1)

I. Le lundi 29 décembre 1834, Mme Rampal , épouse du docteur de ce nom , sans indisposition précédente et après un sommeil tranquille , fut prise subitement, à sept heures du matin , de colique , diarrhée, vomissements ; les matières étaient jaunes et blanchâtres ; les crampes se manifestèrent bientôt avec violence. Appelé auprès de la malade , que je jugeai dans un danger d'autant plus imminent, que les seize premiers cholériques avaient tous succombé, je conseillai la méthode de Palloni, croyant que je pouvais appliquer à son traitement un remède qui avait si bien réussi dans les maladies pestilentielles précitées. Les frictions mercurielles à la dose de deux gros, huit grammes, furent faites sur les mollets, siége des crampes ; il y eut de l'adoucissement, mais les crampes qui avaient beaucoup diminué d'intensité se renouvelaient de temps en temps, ce qui obligeait la malade à redemander les frictions , et eut lieu une grande partie de la nuit. Dès le 30 décembre au matin, la malade fut hors de danger. Les frictions, quoique faites à la simple dose de deux gros, furent si souvent répétées dans la nuit, qu'il y en eut six onces de consommées , 180 grammes. Malgré une si énorme dose, la malade n'éprouva qu'un léger gonflement des gencives, sans salivation, et fut radicalement guérie. Mais les urines supprimées ne reparurent que le troisième jour. Ce succès éclatant fut le début de ceux qui l'ont ensuite suivi, et m'enhardit à employer les frictions mercurielles à haute dose si l'on veut calmer subitement les crampes et adoucir les autres symptômes.

II. Le 3 janvier 1835 , le jeune Caron, élève pensionnaire au collége royal de Marseille, ayant la diarrhée depuis trois jours, fut atteint subitement, à neuf heures du matin, de coliques violentes , suivies de vomissements et de déjections alvines riziformes, avec crampes aux mollets, refroidissement de la peau , langue glacée, pouls petit, étouffement considérable : une saignée du bras ne donna qu'un sang poisseux, couleur groseille. Trente grammes d'onguent mercuriel double furent appliquées en friction sur les mollets ; et trente autres grammes à l'intérieur des cuisses ; une heure après , les crampes furent entièrement calmées , et les vomissements et la diarrhée cessèrent après les frictions. Ainsi , tous les symptômes

(1) Ces observations ont été insérées dans la *Gazette médicale de Paris* , du 4 juillet, 1835.

fâcheux s'amendèrent, mais la suffocation persista jusqu'au lendemain, et fut combattue avec succès par cinq centigrammes d'opium,
divisé en deux pilules; la soif qui était extrême fut apaisée par de
petits morceaux de glace. La suppression des urines ne disparut
que le troisième jour. Le rétablissement complet fut très-prompt,
sans aucune réaction fébrile, sans sueur ni moiteur, et sans salivation, ce qui m'autorisa à dire que le mercure était le spécifique
du choléra, agissant plutôt par une action électro-magnétique, que
par absorption.

III. Françoise Sigaud, âgée de 32 ans, ayant perdu ses deux
sœurs, le 6 et 9 mars, d'une attaque de choléra, ressentit elle-
même, le 21, de fortes coliques, un grand mal de tête et une crampe
au pied droit. Elle était dans une vive agitation, craignant d'éprou-
ver le même sort que ses deux sœurs, quoiqu'elle ne cessât de dire
qu'elle n'avait pas la même maladie. Légère envie de vomir sans
vomissements ni diarrhée; des lavements huileux calment les coliques, et la crampe disparut par la boisson de cinq cueillerées
d'huile que la malade prit par instinct. Le soir, visage coloré, pouls
vibrant, céphalalgie intense, douleur au côté gauche. Le lendemain 22, tiraillement dans tous les membres; j'ordonnai de suite
des frictions mercurielles, en faisant ajouter un gros de cinabre à
une once d'onguent pour en masquer la couleur aux yeux du peuple,
qu'on sait très-fortement prévenu contre ce remède. Deux frictions,
chacune d'une once, furent pratiquées sur les différentes extrémités.
Les tiraillements des jambes et des bras qui s'étaient changés en
crampes, cessèrent bientôt; la malade rendit une selle couleur marc
de café, puis une selle bilieuse, et dès ce moment, il y eut un
mieux sensible; mais la crampe qui avait paru au pied droit, dès
l'invasion de la maladie, s'y manifesta de nouveau. Le 23, une friction mercurielle d'une once sur la partie souffrante, emporta très-
promptement la douleur, et la malade se rétablit en peu de jours,
à part la faiblesse des jambes, et il lui resta un fourmillement très-
incommode, symptôme qui a été assez commun chez beaucoup de
cholériques.

IV. Masse, âgé de 36 ans, rue Ste-Marthe, n° 3, fut pris, le
18 février, d'une manière subite de diarrhée, vomissements et crampes très-fortes. Le thé chaud augmenta les vomissements. Des frictions mercurielles à la dose de deux onces firent disparaître les
crampes. Dès lors, la voix qui était éteinte revint, le pouls se re-

leva, et le mieux continua d'une manière progressive jusqu'à la guérison qui eut lieu le 24 février.

V. Elisabeth Tiran, âgée de 23 ans, place de Lenche, n° 9, enceinte de sept mois, eut, le 25 février, la diarrhée, vomissements, crampes violentes ; l'eau fraîche par cueillerées arrêta les vomissements, et les lavements opiacés et amydonnés la diarrhée ; mais l'onguent mercuriel à la dose de trois onces par friction, à divers intervalles, dissipa les crampes. Cette femme ayant accouché d'un enfant mort pendant les symptômes cholériques, succomba après trois jours, accident qui a été observé assez souvent à Marseille, chez les femmes enceintes, atteintes du choléra.

VI. Demartini, âgé de 28 ans, tonnelier, rue des Ferrats, n° 36, fut atteint subitement de vomissements et de crampes, en apprenant que la femme de son maître, Mme Tiran, avait le choléra. Appelé auprès de lui, je lui trouvai les extrémités froides, la voix éteinte, le pouls insensible avec des crampes très-fortes. Il avait rendu, dans l'espace d'une heure, sept selles de matières cholériques dites riziformes. Une heure seulement après l'invasion, la face et les extrémités étaient cyanosées. L'eau froide par cueillerée, les lavements avec l'amydon et des têtes de pavot, et l'onguent mercuriel à la dose de trois onces, divisées en fractions, suspendirent chaque fois les crampes, et tous les symptômes disparurent en 24 heures : mais il survint, bientôt après, une douleur vive au côté droit, qui fut enlevée par l'application de 20 sangsues.

VII. Gouiran, âgé de 50 ans, ouvrier dans une fabrique, aux Treize-Coins, près l'Évêché, avait la diarrhée depuis quelque temps, lorsqu'ayant mangé, le soir, un peu plus qu'à l'ordinaire, il fut pris, le 1er mars, de vomissements, d'une diarrhée séreuse très-abondante, avec crampes aux mollets, cyanose, voix cholérique, pouls petit à peine sensible, froid glacial des extrémités, soif ardente, suffocation extrême. L'eau froide par cueillerées, toutes les minutes, suspendit les vomissements pendant quatre heures ; étant revenus, on donna quelques pilules d'un demi-grain d'opium ; mais les frictions mercurielles faites sur les mollets, calmèrent d'une manière merveilleuse les crampes ; comme celles-ci se renouvellaient par intervalles quoique avec peu d'intensité, le malade demandait lui-même les frictions. La dose employée fut de trois onces. La suppression d'urines dura trois jours, après lesquels tous les symptômes fâcheux se dissipèrent, et la guérison fut prompte et entière.

VIII. Borrely, porte-faix, âgé de 48 ans, surnommé l'Hercule à cause de sa grande force (ayant soulevé un poids de 20 quintaux), rue Sainte-Françoise, n° 46, eut, dans la nuit du 5 mars, des coliques violentes, une diarrhée séreuse et des vomissements. Appelé le matin, je le trouvai tourmenté par des envies continuelles de vomir, des coliques, des crampes très-douloureuses, soif ardente, froid des extrémités, cyanose légère, pouls petit, suppression des urines. Thé froid pour boisson, frictions sur le bas-ventre et les mollets avec deux onces d'onguent mercuriel ; cessation des crampes d'une manière subite : elles se renouvellent quelque temps après ; de nouvelles frictions les firent disparaître entièrement. Un cataplasme de farine de graine de lin sur l'estomac, et des lavements opiacés et amydonnés avaient aussi été employés ainsi que vingt sangsues, le malade jouissant d'une force athlétique, il fut soulagé dans 24 heures, garda le repos le lendemain, et le roisième jour reprit son travail.

IX. Quinson, âgé de 30 ans, rue Sainte-Françoise, n° 44, atteint d'une affection pulmonaire, et qui avait déjà craché le sang, me présenta les symptômes suivants : vomissements, diarrhée, crampes, froid des extrémités, cyanose assez prononcée, voix cholérique. Eau froide par cueillerées, lavements avec l'amydon et têtes de pavots, frictions avec une once et demie onguent mercuriel, les crampes furent de suite calmées et les symptômes cholériques disparurent. Cet homme se rétablit très-promptement, mais sa maladie des poumons continua comme avant le choléra.

X. Salvatori, âgée de 22 ans, enceinte de neuf mois, rue des Repenties, n° 9, eut, le 5 mars, des vomissements, la diarrhée et des crampes très-fortes, les extrémités froides et cyanosées, le pouls insensible, yeux enfoncés, face cholérique. Eau froide pour boisson, friction de deux onces d'onguent mercuriel à différentes reprises. Ce traitement fut prescrit le soir ; le lendemain, la malade était déjà dans un état satisfaisant, le pouls et la voix étaient revenus, les crampes et les vomissements arrêtés ; néanmoins, dans le courant de la journée, les crampes reparurent à deux reprises différentes, mais elles furent définitivement arrêtées par de nouvelles frictions mercurielles. Cette femme accoucha d'un enfant mort, ce qui ne l'empêcha pas de se rétablir de jour en jour et sans accident jusqu'à son entière guérison qui ne se fit pas trop attendre.

XI. Arnaud, âgé de 42 ans, rue Sainte-Marthe, bien constitué, avait la diarrhée depuis plusieurs jours, lorsque, le 4 mars, il fut pris de vomissements légers et de crampes. Ce jour-là, la mort d'une cholérique logée dans la même maison, lui ayant été annoncée, son mal empira, les vomissements devinrent plus fréquents. L'eau fraîche arrêta les vomissements ; les lavements avec des têtes de pavot, firent cesser la diarrhée, et les frictions d'onguent mercuriel à la dose de deux onces, calmèrent et dissipèrent entièrement les crampes : la guérison fut très-prompte.

XII. Le 15 mars, M. Tiran, mari d'Elisabeth Tiran, dont il est parlé à l'Observation V, maître tonnelier, étant allé se promener au Jardin des Plantes, y fut pris subitement d'un étouffement considérable, ce qui lui fit craindre une attaque de choléra, ayant déjà perdu sa femme de la même maladie. Entré de suite, avec l'ami qui l'accompagnait, dans une guinguette, y but une grande quantité d'eau-de-vie. Cette boisson parut le ranimer et rétablir ses forces. Revenu chez sa mère, rue Maleval, il soupa avec appétit. Bientôt il éprouva une nouvelle suffocation ; des crampes légères se font sentir aux extrémités inférieures, suivies de quelques frissons : on lui donne aussitôt imprudemment du rhum en quantité pour provoquer la sueur. Les crampes devinrent plus fortes, il se plaint de coliques, de nausées, on le met dans son lit. Un médecin appelé ordonne une potion antispasmodique ; le malade est dans une agitation extrême, les crampes deviennent plus douloureuses ; quatre hommes peuvent à peine le contenir. Une saignée du bras est prescrite, le malade la refuse, et demande qu'on appela son médecin ordinaire, M. le docteur Revest. Celui-ci ordonne l'eau fraîche par cueillerées, des lavements de têtes de pavot et d'amydon, des applications de flanelle chaude, imbibées d'alcool camphrée sur le ventre, et une once et demie d'onguent mercuriel mêlée à deux gros de cinabre, pour être employée en friction sur les jambes et l'intérieur des cuisses. Dès les premières frictions, les crampes avaient entièrement disparu, ainsi que les nausées, et le soir, à cinq heures, le malade était dans un calme parfait. Il demandait des aliments : tisane édulcorée avec le sirop de gomme, nuit tranquille, sommeil paisible, et le lendemain 17 mars, M. Revest trouve, à 7 heures, M. Tiran auprès de son feu, et la guérison fut parfaite dans peu de jours.

XIII. Mme ***, demeurant à la Grand'Rue, n° 75, a eu, le 16 mars, son jeune enfant, âgé de 20 mois, atteint de crampes aux pieds et aux mains si douloureuses, qu'elles lui faisaient pousser des cris aigus, dès qu'on lui touchait les doigts pour essayer de les étendre. Encouragé par le succès que j'avais déjà obtenus avec l'onguent mercuriel pour arrêter les crampes des cholériques, je crus devoir employer de suite le même remède sur les extrémités supérieures et inférieures, quelle que pût être la nature de ces crampes, et le lendemain, le petit malade fut entièrement rétabli.

XIV. M. Delestrade, rue Servian, n° 8, fut atteint, le 18 mars, de crampes si fortes, qu'il poussait des cris aigus; pouls petit, excitation extraordinaire, nausées, vomissements et diarrhée. Eau fraîche donnée par cuillerées, et deux onces d'onguent mercuriel, mêlées au cinabre, sont prescrites en frictions sur les jambes et les bras; lavements opiacés, fomentations d'alcool camphré sur le ventre. Immédiatement après les premières frictions mercurielles, les crampes étaient devenues moins fortes, moins fréquentes; pour les faire disparaître complètement, on n'eut besoin que de faire une nouvelle friction; à sept heures du soir, le malade fut dans un état satisfaisant, et la guérison fut prompte.

XV. Le 19 mars, Mme Napolon, rue Sainte-Marthe, âgée de 26 ans, mariée depuis cinq mois, jouissant d'une très-bonne santé, fut attaquée subitement, au milieu de la rue, à quatre heures du soir, d'une forte crampe dans les jambes, suivie d'un froid glacial et d'une vive douleur dans le bas-ventre; on la met de suite dans son lit et l'on cherche à la rechauffer. Figure fortement animée, pouls fort, mais lent, peau sèche et brûlante, quoique éprouvant une sensation de froid dans tout son corps. Infusion de thé et de camomille, aromatisée avec la fleur d'oranger pour boisson; lavements émollients et laudanisés; frictions avec deux onces d'onguent mercuriel, mêlé à un gros de cinabre, divisées en plusieurs doses, et répétées sur chaque jambe. Après la première friction, les crampes furent adoucies, mais une troisième friction les dissipa pour toujours. Cette dame n'a jamais eu ni diarrhée, ni vomissements, mais de fréquentes nausées; la douleur de ventre fut calmée par des lavements opiacés et des fomentations, et une sueur visqueuse amena la guérison.

XVI. Mme Matheron, rue Sainte-Anne, n° 16, depuis longtemps valétudinaire, donna les soins les plus assidus à son mari qui fut pris, le 12 mars, d'une légère atteinte de choléra; trois jours de repos et un régime le rétablirent, mais ayant voulu se rendre trop tôt à son atelier d'emballeur, il eut une défaillance dans la rue de l'ArACD, et fut ramené à sa maison. Son épouse, vivement affectée, donne de nouveaux soins à son mari, dont l'indisposition fut de courte durée. Mais, le 21 mars, Mme Matheron ressent une douleur vive au bas-ventre, à l'instant, diarrhée, crampes aux extrémités inférieures, suffocation et froid glacial. On l'entoure, dans son lit, d'une douzaine de bouteilles de grès, remplies d'eau chaude, on lui donne du lait chaud dans une infusion de camomille; mais sans résultat favorable. Rendu auprès d'elle à deux heures après midi, je la trouve sans pouls, cyanose générale, aphonie complète, refroidissement, crampes violentes. Eau à la glace par cueillerées, lavement laudanisé, et friction de demi-once d'onguent sur chaque jambe; à quatre heures, on fait une nouvelle friction mercurielle, les crampes qui déjà avaient été beaucoup calmées, cessèrent complètement, ainsi que la diarrhée et les vomissements; cependant, la malade ne répond plus que par signes, et succombe dans le calme le plus profond. On ne peut méconnaître ici une complication typhoïde et une congestion cérébrale; mais ici les frictions mercurielles ont toujours été efficaces pour combattre les crampes.

XVII. J'ai visité, le 13 mars, à une heure après midi, Mlle Samat, rue des Vieux-Enfants abandonnés, n° 10, les symptômes qu'elle m'offrit furent: pouls petit et lent, vomissements, diarrhée, visage tiré, yeux caves et presque cachés dans leurs orbites, autour des yeux auréole noire, voix rauque, parole difficile, crampes violentes, agitation continuelle. Eau froide par cueillerées, lavement avec l'amydon et 18 gouttes de laudanum; frictions d'onguent mercuriel, mêlé au cinabre, furent prescrites la première pour deux heures, la seconde à trois et la troisième à cinq. A six heures, selles et vomissements supprimés, quelques nausées seulement; peau un peu plus chaude, mais pouls toujours insensible. Les crampes n'avaient pas cessé, ce qui m'étonna et me fit croire que les frictions n'avaient pas eu lieu, ce qui était vrai. J'en fis faire de suite une en ma présence de demi-once sur chaque jambe. Le lendemain, à 6 heures du matin, on m'assura, à ma visite, que demi-heure après la dernière friction, les crampes avaient entièrement cessé. Les bras restaient cependant cyanosés, la voix éteinte, le pouls lent, mais il offre un peu plus de résistance; douleur vive à l'épigastre. Le 27, nuit orageuse, pouls intermittent, stupeur. Le 28, l'état de la malade s'aggrave, mais le soir, la voix est moins éteinte, le pouls s'améliore, la cyanose est moins prononcée, retour des urines, les mauvais symptômes disparaissent et la guérison est assurée.

XVIII. Le 20 juillet 1837, jour de dimanche, M. l'abbé Fissiaux, chanoine honoraire, chevalier de la Légion-d'Honneur, directeur des Pénitenciers Saint-Pierre et Sainte-Magdelaine, directeur des Filles de la Providence, se disposait à aller dire la messe à l'église Saint-Ferréol, lorsqu'en entrant dans la sacristie, il ressentit tout à coup une colique vive, suivie bientôt de nausées, envies fréquentes de vomir, crampes aux mollets et faiblesse extrême dans les jambes. Il se rendit chez moi, accompagné d'un habitué de la sacristie, et me dit en entrant : Monsieur Robert, je suis pris, et je sais où je me suis infecté; c'est en administrant Mme Martel, atteinte du choléra, dont le corps avait la couleur d'un noir-violet, exhalant une horrible puanteur. Je lui prescrivis de suite un vomitif avec l'épicacuanha et des frictions mercurielles. Les angoisses diminuèrent par le vomitif, et les crampes cessèrent promptement, comme chez tous les cholériques, par les frictions hydrargyriques cinabrées. L'amélioration fut si prompte, que le malade demandait, le soir, à manger une soupe.

On ne peut douter que chez Mme Martel il n'y ait eu tous les symptômes d'un typhus cholérique, ce qui nous explique ses ravages dans les masses populaires des grandes villes, et les parotides observées dans la première épidémie de Paris, par MM. Husson, Guersent, Larrey, Gasc, Rochoux et Pariset. La peste noire du quatorzième siècle, qui enleva la belle Laure tant célébrée par Pétrarque, n'était qu'un choléra ayant la même origine asiatique, d'après les symptômes décrits par les témoins oculaires, tels que Inarius, les deux frères Villani, médecins, consistant en vomissements perpétuels, déjections alvines cendrées, noires et copieuses, comme dans la lienterie, suppression des urines. Les jours funestes étaient les 1er, 2e, 3e, 4e, 5e, enfin le 7e. On compta cent mille victimes à Florence en quatre mois. Que voit-on de plus ou de moins dans notre choléra de 1835 et de 1849 ?

Je ferai remarquer ici, que le 20 juillet, jour où M. l'abbé Fissiaux fut atteint, est un des quatre jours où la mortalité s'éleva de 4 à 5 cents victimes, après quatre orages consécutifs, ce qui me rappela qu'à Barcelonne, où le choléra resta presqu'inconnu durant le mois de septembre, mais qu'après un orage qui éclata avec violence dans la nuit du premier octobre, il y eut 300 cas, et de là les ravages qui signalèrent cette épidémie, ce qui me fit prédire les mêmes malheurs en recrudescence lors de l'épidémie de Marseille.

Nous avons eu lieu d'observer, ajoutent M. le docteur Revest, qui m'a fourni les six dernières observations, et M. Daime, chef interne à l'hôpital des Vénériens, qui a recueilli les huit observations qui précèdent, que dans tous les cas de choléra où nous avons employé l'onguent napolitain, la convalescence a été aussi courte que celle qui suit la plus légère indisposition, tandis que tous les praticiens savent que chez les cholériques, même les moins gravement atteints, le rétablissement des forces a toujours été long et pénible. On doit sentir ici les motifs personnels qui m'ont fait préférer les observations appartenant à des médecins étrangers plutôt que les miennes et celles de mon neveu, travaillant de concert avec moi. Enfin, pour ne pas donner trop d'étendue à cet opuscule, je me bornerai à rappeler ici deux nouveaux succès obtenus par mon ami le docteur Revest, dans la recrudescence de l'épidémie durant l'été, ainsi que celui de M. le docteur Chargé, relatif à un malade déjà parvenu au dernier degré du choléra asphyxique, opéré par les frictions mercurielles. M. le docteur Marsseille m'a également communiqué deux guérisons dues au même remède, et il m'a attesté, en sa qualité de médecin en chef de l'hôpital des Vénériens, que, dans cet établissement, il n'y a jamais eu une atteinte du choléra, quoique situé dans un lieu insalubre et au foyer de l'épidémie, lorsque les hospices de la Charité, des Insensés et des Idiots, ont été violemment frappés (1), enfin, de ce qui s'est passé à Paris et à Marseille à l'égard des filles soumises, ne résulte-t-il pas une preuve évidente que le mercure est tout à la fois le remède curatif et préservatif du choléra ?

Pour populariser de plus en plus la nouvelle méthode anti-cholérique, et dans l'intérêt de la science, je me crois obligé de rapporter ici les deux lettres qui me furent écrites d'Aix par M. le docteur Carbonel, qui constatent les bons effets que lui et ses confrères les docteurs Feraud et Guirand, ont obtenus des frictions mercurielles dans l'épidémie régnante en 1835.

(1) On a fait la même remarque en 1832 et en 1849, à Paris, à l'égard des filles soumises.

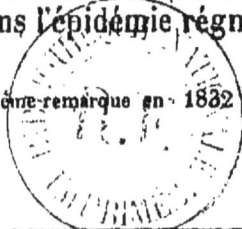

Aix, 21 juillet 1835.

Monsieur,

J'écris sous la dictée de notre ami commun, M. Feraud : hier, allant visiter ce cher collègue, retenu au lit, autant par des fatigues physiques et morales que par quelques symptômes attribués à l'influence épidémique, il me communiqua votre lettre. Dans une circonstance aussi malheureuse où le choléra, sévissant avec intensité, semble se jouer de toutes nos prescriptions médicales, hors l'opium brut qui nous permet de compter quelques guérisons quand nous avons fait précéder son administration d'une saignée, je m'emparai de votre mode de traitement, et je promis à l'ami Feraud de le mettre en pratique à l'Hôtel-Dieu, où j'ai un grand nombre de cholériques. L'ami Feraud avait déjà subi deux fois l'opération de la phlebotomie, et avait pris une assez forte dose de morphine soit en pilules, soit en sirop. L'amélioration obtenue par ce moyen, ne s'est pas soutenue ; vers midi, de la journée d'hier, il y eut absence du pouls, voix éteinte, syncope et crampes. Alors il a demandé avec instance les frictions mercurielles ; un effet aussi prompt qu'efficace a succédé à leur emploi, et je puis vous assurer qu'il est complètement guéri. Je dois, en l'honneur de la vérité, vous certifier que, par la combinaison des deux méthodes, opium brut et frictions mercurielles, nous avons enregistré seize succès depuis hier. MM. Guirand et Feraud comptent chacun un succès.

Signé CARBONEL.

Aix, 9 août 1835.

Monsieur,

Placé à la tête d'un vaste hôpital et chargé exclusivement du service des fiévreux et de tous les cholériques militaires et civils, j'ai pu opérer sur une grande échelle, et les résultats que j'ai obtenus ne doivent point être perdus pour la science et pour l'humanité.

L'onguent mercuriel double et la glace en frictions, constituent le traitement des crampes, du moment qu'elles se déclarent, et surtout si elles sont fréquentes et douloureuses, je prescris une once pour une friction, que l'on réitère d'heure en heure : bientôt les crampes sont enlevées, et les malades entièrement soulagés. Chose remarquable et digne de méditation, l'onguent mercuriel, porté de cette manière et en quelques heures à la dose énorme de quatre et même de six onces, n'a jamais excité la salivation, du moins, je n'en ai pas encore observé. Je ne prétends pas cependant que tous les cholériques frictionnés avec l'onguent napolitain ont été guéris, mais les crampes ont toujours cédé, et même assez promptement, lorsqu'elles ont été attaquées avec vigueur. La consommation de l'onguent napolitain, tant à l'hôpital que dans ma pratique civile, est de 15 à 16 livres, environ 8,000 grammes. (On peut juger par là du grand nombre de cholériques frictionnés).

Signé CARBONEL.

Régime alimentaire, et mesures d'hygiène sous l'influence de l'épidémie cholérique.

Vouloir, en pareille occurrence, se prescrire un régime particulier, se serait presque s'avouer malade, sinon du corps, du moins de l'esprit. Il faut ne rien changer à ses habitudes de table et s'abstenir seulement des aliments de difficile digestion. On a conseillé exclusivement les viandes rôties, mais la classe des pauvres et des travailleurs, ne peut suivre ce régime; il doit persister dans ses aliments ordinaires, en évitant toutefois les légumes frais ou secs, qui donnent lieu à des borborygmes, et excitent des flatuosités; mais on peut en faire usage en purée. Les crudités et les fruits doivent être proscrits même les fruits cuits, à part le raisin bien mûr qui doit être mangé avec modération, et dépouillé de sa peau très-indigeste par elle-même. Une soupe très-économique et bien appropriée à la circonstance, est celle qui est connue sous le nom de *l'eau bouillie*, si en usage dans le Languedoc et la Basse-Provence, même chez les gens riches. L'ail qui en forme la base a toujours été considéré comme un tonique qui est l'antidote du mauvais air, et un ancien auteur l'a appelé la thériaque des paysans.

Le vin coupé avec l'eau doit être la boisson ordinaire; l'eau-de-vie et les liqueurs spiritueuses peuvent devenir dangereuses en irritant l'estomac. Il faut éviter, pour le boire comme pour le manger, tout ce qui peut procurer des indigestions, et le repas du soir doit être très-modéré, parce que c'est durant la nuit qu'on a remarqué surtout des indigestions suivies d'une atteinte de choléra. Au reste, on ne doit point oublier que, dans ce moment, la sobriété est le véritable code anti-cholérique.

Si l'air, comme l'a dit Hippocrate, est la pâture de la vie, il importe de respirer celui qui est pur, tel que celui de la campagne, des côteaux boisés, et surtout celui des bois de pin; car on a remarqué en Russie, que ces sites avaient toujours été exempts du choléra.

Les vêtements de laine sont ceux qui peuvent le mieux mettre à l'abri des vicissitudes atmosphériques; on recommande surtout les ceintures de flanelle, ou en drap et cadis: ces dernières étoffes, même usées, sont toujours à la disposition des habitants de la campagne. Le corps étant échauffé, il ne faut jamais boire de l'eau froide, qui pourrait, en temps cholérique, donner lieu à la diarrhée. La diarrhée, quelque légère qu'elle soit, doit être soignée, en s'abstenant de tout aliment. La diète, les lavements avec les têtes de pavots, peu de boissons mucilagineuses, le lit même, sont les moyens les plus aptes à obtenir la guérison. Une diarrhée négligée est la cause la plus fréquente d'une invasion cholérique.

Les travailleurs ne doivent se rendre à la campagne, qu'après le lever du soleil, et se retirer à son coucher. Avec ces simples mesures hygiéniques, on peut se maintenir en santé, mais il faut y réunir la fermeté d'âme et bannir toute crainte, la peur étant une cause excitante du choléra. Plus des trois quarts de ceux qui en sont atteints, ont commis des imprudences dans le boire et le manger, se trouvant déjà dans le prélude de la diarrhée cholérique. Enfin, le conseil le plus utile en cas d'invasion, c'est l'émigration des habitants du pays infecté; l'incendie se détruit alors faute d'aliments.

Mais pour ce qui concerne le régime alimentaire, je dois soumettre aux gens de l'art la question suivante : si hors le temps d'épidémie cholérique, le bouillon est proscrit dans une diarrhée simple, et remplacé par des purées ou de crèmes au maigre, pourquoi a-t-on fait une prescription de l'usage de la viande, puisqu'il est reconnu que les substances maigres, non indigestes, constipent, le régime gras produisant le contraire ? quant à moi, je pense que le régime maigre, qui est celui du peuple, est préférable sous tous les rapports.

Méthode pour administrer les frictions mercurielles et autres remèdes accessoires, dans une attaque de choléra.

A l'invasion des premiers symptômes, tels que vomissements et dyssenteries, lorsqu'on vit sous l'influence cholérique, il faut donner au malade de 15 à 20 grains épicacuanha (75 à 100 centigrammes) et favoriser son action par de l'eau chaude de six à huit verres, ce préalable est nécessaire pour débarrasser l'estomac et combattre la diarrhée dyssentérique. Dèsque les crampes, se déclarent, il faut faire les frictions mercurielles, à la dose de 30 grammes avec l'onguent mercuriel double après avoir mis à la main un gand de peau, ou l'ayant couverte de la moitié d'une vessie de cochon. Si les crampes ne cessent pas demi-heure après, on renouvelle la friction à la même dose d'onguent, en même temps on rechauffe le malade par tous les moyens possibles, par de frottements appliqués à la peau avec des étoffes de laines rudes et grossières; on posera sur differentes parties du corps, des sinapismes ayant pour confort de l'ail pilé. Il est urgent, dès le début, de chercher à exciter la transpiration par une boisson de thé, et surtout de verveine, à laquelle on ajoutera de vingt à trente ou quarante gouttes d'acétate d'ammoniac; les cruchons remplis d'eau chaude et les cendres chaudes doivent être aussi employés; dans un état de faiblesse ou d'adynamie, on peut stimuler la boisson avec quelques cordiaux; on se rappelle l'usage du punch de Magendie. Mais j'ai vu bien des fois les malades rejeter ces cordiaux, et demander l'eau froide, prise par cueillerées, mais la glace serait à préférer. On combat la diarrhée avec les lavements opiacés, soit avec des têtes de pavot, ou avec du laudanum de Sydenham, de 15 à 25 gouttes. A ces lavements, on y joint de l'amydon et du tannin, lorsqu'on peut s'en procurer; à défaut, on y supplée en faisant bouillir de l'ecorce fraîche de chêne.

En remontant au berceau du choléra et lui reconnaissant une origine marécageuse ou paladuenne, on a associé l'opium au quinquina, et on compte des succès. On sait que les homéopathes recommandent le camphre, soit en nature, soit en frictions alcooliques; et Raspail a fait du camphre un spécifique du choléra, et un préservatif, témoin ses cigarettes, qui vont faire un si grand tort à la régie du tabac.

Enfin, il faut approcher sans crainte des cholériques, et leur donner tous les secours que réclame leur état; dans les malheurs publics, les vertus civiles ont aussi leur héroïsme. Je crois de plus devoir ajouter que si le système ou l'opinion de Linné, de Hanemann, de Mojon, et autres auteurs sur l'existence des animalcules

cholériques, doit être adopté, on conçoit alors la puissance du
mercure et de sa prise à haute dose dans l'invasion du choléra, et
les succès que Vespez, médecin de Séville, a obtenus de l'usage
de l'huile à laquelle il rapporte la guérison de 161 cholériques.
L'huile étant en usage dans tous les ménages, les habitants de la
campagne peuvent y recourir avec avantage dès la première atteinte
de la maladie : mais il faut la donner de huit à douze cueillerées en
deux ou trois fois. Je suis très-partisan de ce remède.

RÉSUMÉ.

1. Appeler le médecin dès le premier moment de l'invasion du
choléra.

2. Faire vomir avec l'épica, ou avec le tartre stibié, si on n'a pas
le premier, dès le début de la maladie ou même longtemps après.

3. Si la réaction ne s'établit pas après le vomitif, il faut d'heure
en heure donner 5 centigrammes de calomelas, on diminue la dose
pour les enfants et les femmes, et on la réduit à proportion de la
diminution des symptômes.

4. Insister, pour provoquer la transpiration, sur les moyens ca-
lorifères indiqués, mais ajouter quatre grammes ou plus par potion,
d'acetate d'ammoniac : c'est le plus puissant sudorifique, j'en ai
donné jusqu'à 30 grammes, chez un pestiféré au lazareth de Marseille, ce qui réussit. . . .

5. Les frictions mercurielles peuvent être faites sur le cœur,
l'estomac, le ventre, et sur toutes les parties où il y des crampes,
suivant les doses indiquées.

6. Les sinapismes avec l'ail pilé, sont alternativement appliqués
et promenés sur tout le corps.

7. Le soufre en poudre, brûlé de temps en temps, par pincées,
peut être très-utile pour les malades, et à ceux qui les assistent.
On n'emploie le soufre à grande dose, que lorsque les appartements
sont vides et après la mort des malades, pour désinfection. Homère
avait déjà connu le propriété du soufre, pour purifier l'air. Le soufre
en pilules pourrait être employé, si on supposait qu'il pourrait y
avoir des *cirons cholérifères* dans l'estomac et les intestins.

8. Enfin, calme de l'âme, confiance en Dieu, courage, résignation chrétienne, secours de la médecine, des parents, des amis et des personnes charitables, telles sont les garanties d'une prompte guérison. Si le dévouement à l'humanité ne devait pas faire oublier les intérêts matériels, je rappellerais ici aux praticiens, que M. de Renner, riche banquier de Hambourg, a légué par son testament la somme de cent mille francs à celui qui trouverait le spécifique du choléra.

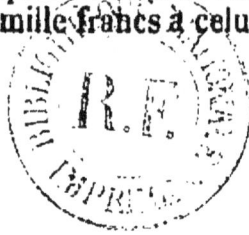

FIN.

Digne, REPOS, Imprimeur-Libraire.

www.ingramcontent.com/pod-product-compliance
Lightning Source LLC
Chambersburg PA
CBHW060515200326
41520CB00017B/5053